●月刊「診療と新薬」別冊●

がん医療の現在(いま) 2000 Ⅰ

第6回 がんについての市民公開講演会記録
国立がんセンター中央病院 がん医療サポートチーム 編

日常生活におけるがん予防の現実性
前国立がんセンター研究所 発がん研究部部長
東京農業大学教授　　長尾 美奈子

QOL(生活の質)を考えたがん治療の方法
国立がんセンター東病院 院長　　海老原 敏

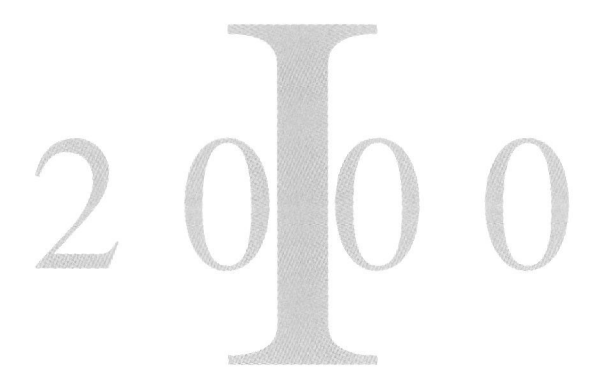

Ⅰ
2000

※ 本書の内容は「第6回がんについての市民公開講演会」の講演を演者が加筆訂正し，月刊誌『診療と新薬 第36巻 第12号』に掲載されたものです。

【第6回 がんについての市民公開講演会】
司　会：安達　勇，角美奈子（国立がんセンター中央病院 医師）
日　時：1999年6月5日（土）
会　場：東京・中央区立中央会館大ホール
主　催：国立がんセンター中央病院
　　　　㈶がん研究振興財団（がん克服新10か年戦略事業）
事務局：国立がんセンター中央病院がん医療サポートチーム
　　　　　　　　　　　　　　　　　　（代表：安達　勇）
　　　　〔東京都中央区築地5-1-1 tel 03-3542-2511（内線2317）〕

はじめに

　本書は1999年6月5日に開催された「第6回　がんについての市民公開講演会」の講演録です。

　がんという病気は，私どもにとって大変身近なものになりましたが，残念なことに，なかなかの難敵です。この病気に対峙していくためには，何よりもまず相手のことをよく知らないといけません。私どもは，がんに関するより正しい情報をより多くの方々に知っていただくべく，学会や新聞・テレビなどのマスコミ，あるいはパンフレットやインターネットなど，いろいろな機会を通じてお伝えしておりますが，その一環として「市民公開講演会」を年2回開催しており，毎回多数の方にお集まりいただいております。

　この会は国立がんセンター中央病院内の「がん医療サポートチーム」を事務局として，医師・研究者や看護婦のみならず，看護助手や薬剤部の方，また運営部という病院の事務部門を支えてくださる方，さらには病院でボランティアとして働いてくださっている方も参加され，本来の業務とは別に，文字通り手作りで運営されています。これまで講演録は医療者向けの月刊誌に掲載され，国立がんセンター病院のホームページでもご覧いただけるよう作業が進んでおりますが，より多くの方にご活用いただけるよう，今回出版の運びとなりました。

　本会では長尾美奈子先生により，がんを予防するために日常生活でどのようなことに心がけたらよいのかについて，また海老原敏先生からは，単にがんを治療するだけではなく，患者さんのQOL（生活の質）を重視する医療への努力・進歩について，それぞれ最新の情報をもとにお話しいただきました。

　本講演録が皆様のお役に立つよう心から願っております。

国立がんセンター中央病院院長
垣添　忠生
国立がんセンター中央病院内科医長
がん医療サポートチーム代表
安達　勇

目次 ● がん医療の現在（いま）2000-I

1. 日常生活におけるがん予防の現実性 7

長尾美奈子（前国立がんセンター研究所発がん研究部部長・東京農業大学教授）

はじめに 7

§1 がんの原因と発がん性物質 8
　●がんの原因 8　●がんは遺伝子の病気 9　●がん発生の段階 10　●発がんにかかわる食品中の微量の成分 10

§2 発がんにかかわる食品中の多量の成分 12
　●総摂取カロリーと発がん 12　●繊維質と発がん 13　●脂肪と発がん 13　●食塩と発がん 14

§3 がん予防のために日常生活で気をつけたいこと 14
　●紫外線と発がん 14　●感染と発がん 15　●運動と発がん 16　●喫煙と発がん 16　●野菜・果物・大豆をとる 17　●がん抑制物質とその摂取方法 19　●まとめ 20

2. QOL（生活の質）を考えたがん治療の方法 21

海老原　敏（国立がんセンター東病院院長）

はじめに 21

§1 QOLとがん医療の進歩 22

§2 "QOL"をどうとらえるか 23

§3 機能を温存する治療法 24

§4 機能温存療法の実際 25

§5 がんは特殊な病気ではない 28

§6 「支持療法」が意味するもの 30

QアンドA 32

●健康補助食品は必要？ 32　●がんの原因の「感染」とは？ 32　●コーヒーは発がん物質？ 33　●ワラビの食べかたは？ 33　●がんは日常生活で発見できる？ 34　●転院は大丈夫？ 34　●告知を受けて良かったのか悩んでいます 35　●「良性の骨肉腫」といわれたが 35　●モルヒネで痛みは必ず取れるか 35　●20年前甲状腺がんの手術を受けたが，最近息が苦しいのですが 36　●食道がんは予想できるか 36　●前立腺がんの手術以外の治療法は 37　●「良性の前立腺がん」といわれたが 37　●セカンド・オピニオンをお願いしたいのですが 38

日常生活におけるがん予防の現実性

長尾 美奈子
前国立がんセンター研究所発がん研究部部長・東京農業大学教授

> **長尾美奈子**：1959年千葉大学薬学部卒。63年から国立がんセンター研究所生化学部研究員として勤務し75年同研究所生化学部室長。85〜98年，同研究所発がん研究部長を務める。現在，東京農業大学応用生物科学部教授，国立がんセンター研究所生化学部客員研究員。日本生化学会，日本癌学会，日本環境変異原学会の評議員，Japanese Journal of Cancer Research, Toxicology in vitro（英），Mutagenesis（英），Mutation Research（オランダ）などの編集委員として活躍。また，日本学術審議会専門委員，厚生省食品衛生調査会委員，農林省農薬資材審議会委員などを併任している。1979年に日本環境変異原学会奨励賞，81年に高松宮妃癌研究基金学術賞，97年にはMutation Research Awardなどを受賞されている。日本の生活環境における発がん研究の第一人者である。

はじめに

本日は，がんの予防，がんに罹らないためにはどうしたらいいだろうか，という観点からお話したいと思います。

皆さまの中にも，身近な人たちががんで亡くなっておられる方がいらっしゃると思います。現在，いったいどのくらいの方々ががんで亡くなっているのかですが，死亡人口の約3分の1の方ががんで亡くなっています。図1は10万人当たりの死亡者数を縦軸にしたものですが，40歳頃からがんで亡くなる方が増え始め，60歳ではかなりの方ががんで亡くなっています。働き盛りの世代では，死亡者の約半分はがんで亡くなっています。がんで死亡する数全体をどんどん減らしたいというのはもちろんですが，そういう若い世代の方々のがんを，予防によってなくしたいというのが私たちの願いです。がんの治療も進歩しておりますが，今回は「どうしたら少しでもがんに罹らないようにできるか」という立場からお話し致します。

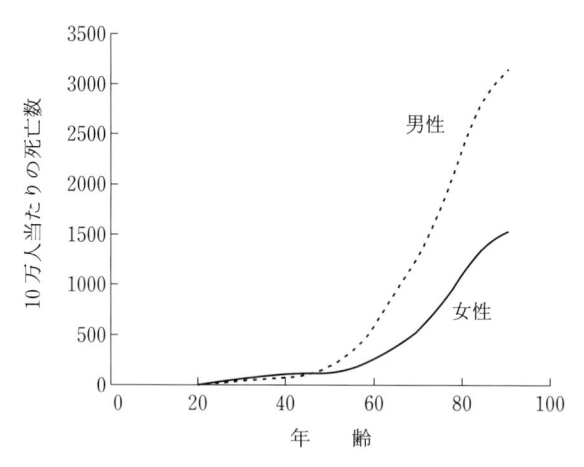

図1 年齢階級別がん死亡率（平成7年）

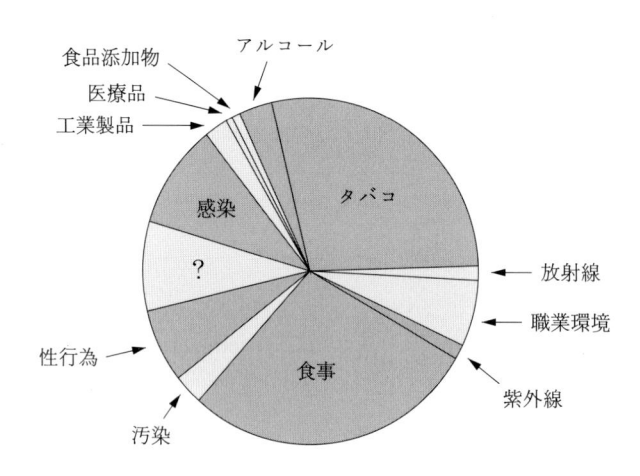

図2 がんの原因（Nature, 303：648, 1983）

§1 がんの原因と発がん性物質

●がんの原因

　がんに罹らないためには，まず，その原因を知る必要があります。図2はがんの原因を示したものですが，がんの原因の3分の1は「たばこ」です。それと同じぐらい重要なのが「食事」です。それ以外の原因，例えば職業環境によってがんになる方もいますが，この数はどんどん減っています。こうしたがんは原因が分かりやすく，その対策が立てやすいのです。

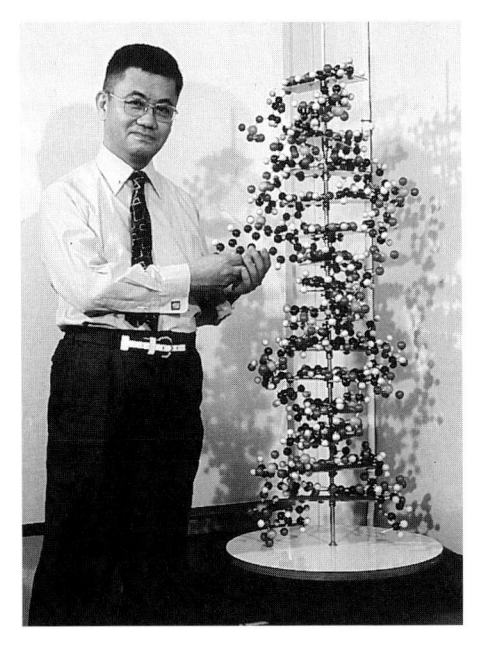

図3 DNA の模型

●がんは遺伝子の病気

　がんとは，DNA の病気です。DNA は細胞の核に入っています。DNA は 4 種類の「塩基」（A，T，G，C）からできており，それがいろいろな順番で並んで，図 3 に示す模型のように「らせん階段」のようなものを作ります。細胞一つの中には，この階段が 30 億個あります。実際の分子は小さくて見えませんが，それが 30 億個組み合わさると 1 メートルにもなります。その 1 メートルの DNA が上手にきれいに畳み込まれて，顕微鏡でやっと見える程度の細胞の核の中にギュッと詰まっています。人の体は 10 兆個の細胞からできており，その 10％，1 兆個の細胞はいつも新しい細胞に替わっています。ですから，DNA も常に新しくなっていくわけです。

　「発がん物質」は，この塩基にくっつき，例えば正常なものであれば G とペアを組むものは C なのに，発がん物質がつくことで，G が A とペアを組んだりします。そういうふうにして DNA が変わってしまいます。それが突然変異です。DNA の塩基の三つから一つのアミノ酸が読まれ，細胞を構成するいろいろなたんぱく質が読まれますが，突然変異が起こると，そこから産み出されるたんぱく質が，少し変わったたんぱく質になってしまいます。

　DNA の上には，がんにかかわる遺伝子として「がん遺伝子」と「がん抑制遺伝子」があります。前者は突然変異が起こるとがん細胞になるような DNA 変

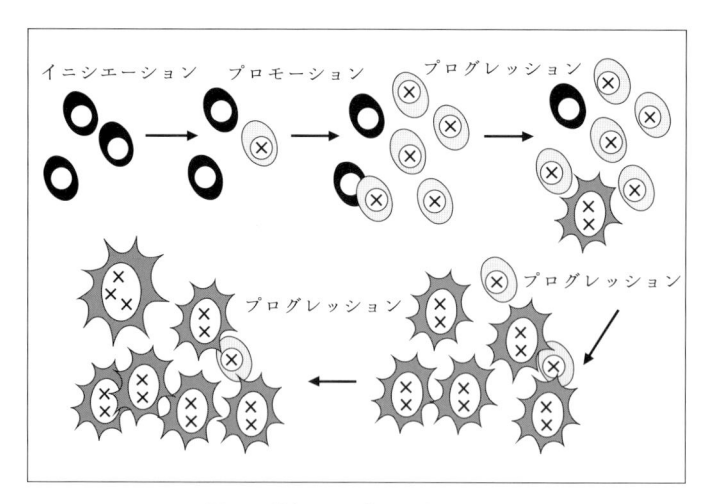

図4 どうしてがんになるのか

化を起こすもの，後者は普段がんを抑えるように働いており，その作用が失われることでがんが成長するようになるものです。発がん物質が塩基につくことで，そうした変化が遺伝子に起こってしまうわけです。こうしたがんにかかわる遺伝子は，1個の細胞中に100個ぐらいあります。

●がん発生の段階

がん発生の段階を図4に示します。まず，正常な細胞の一つに突然変異が起こり，そうした細胞がどんどん増えていく段階を「プロモーション」と呼びます。この段階ではまだがんではありません。これががんになるためには，同じ細胞の中でさらに突然変異が起こることが必要です。それによりがん細胞ができますが，がん細胞が1個だけの間は，検診してもそれががんとは分かりません。これがどんどん増えていくと，大きな塊になってきます。さらに突然変異が起こりますと，転移したりする悪性度の高いがんになります。

「がんの原因となる食物」には，DNAに傷をつけ突然変異を起こす物質を含むもの，あるいは突然変異した細胞が増殖するようにプロモーションする物質を含むもの，の両方があります。

●発がんにかかわる食品中の微量の成分

例えば魚や肉を焼いた時に，突然変異を起こす物質が生じます。丸干しイワシでは，それを焼く時間の長さに従って，DNAに傷をつける強さがどんどん強

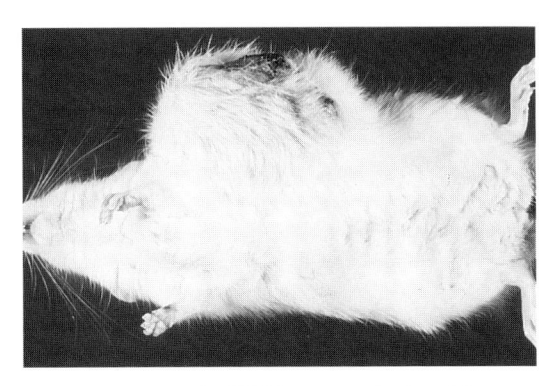

図5 発がん物質（PhIP）により乳がんが生じた
　　ラット

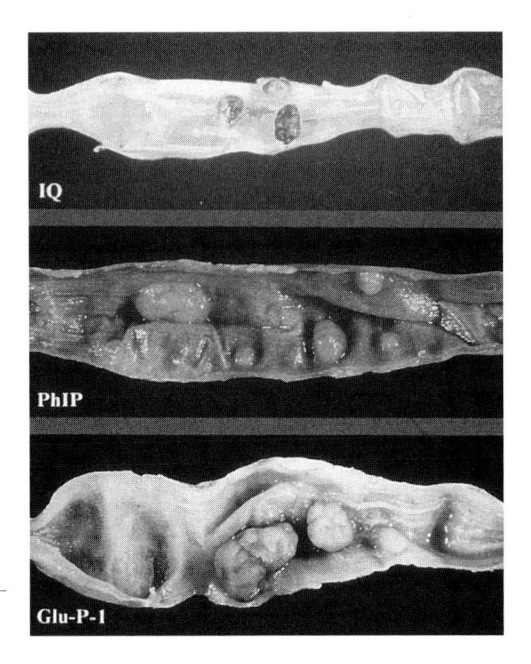

図6 各種発がん物質（IQ, PhIP, Glu-P-
　　1）により生じた大腸がん（ラット）

まります。これはハンバーグでも同様です。ところが，丸干しイワシのほうがハンバーグに比して，DNAに傷をつける強さは1,000倍も強いのです。これは肉と魚の違いではなく，丸干しイワシには水分が少ないからです。ベーコンも焦がすとDNAに傷をつける物質がたくさんできてきます。このようなDNAに傷をつけるものは食べないほうがいいことは明らかです。

　焼いた魚の中の発がん物質を研究すると，焼くことでたくさんの化合物ができていることが分かり，そのうちのいくつかで発がん性が証明されております。そのうちの「PhIP」と呼ばれる物質を雌のネズミにたくさん食べさせますと乳がんが生じます（図5）。また，大腸にも「PhIP」やその他の加熱によって生じる変異原物質を食べさせることで，がんが生じます（図6）。

　ワラビの中にもDNAに傷をつける物質があることが分かっていますが，茹でて「アク」をのぞくと，つまりアルカリ性にするとこの物質は壊れます。それでも3分の1ぐらいは残りますから，ワラビばかりを毎日たくさん食べるということはやめたほうがよいでしょう。フキノトウやコンフリーにも発がん物質は入っておりますが，茹でるとほとんど出てしまいます。このように発がん性がはっきり分かっている食べ物は，なるべく取る量を減らす努力をすることが大切です。

表1 総カロリー摂取量とがん

- カロリー摂取量の目安
  BMI＝体重（kg）／〔身長（m）〕²
- BMIが大きいと危険度が高くなるがん
  腎臓がん・乳がん・子宮内膜がん

BMI	がんに罹る危険度
20～23	1
35	1.5～2.5

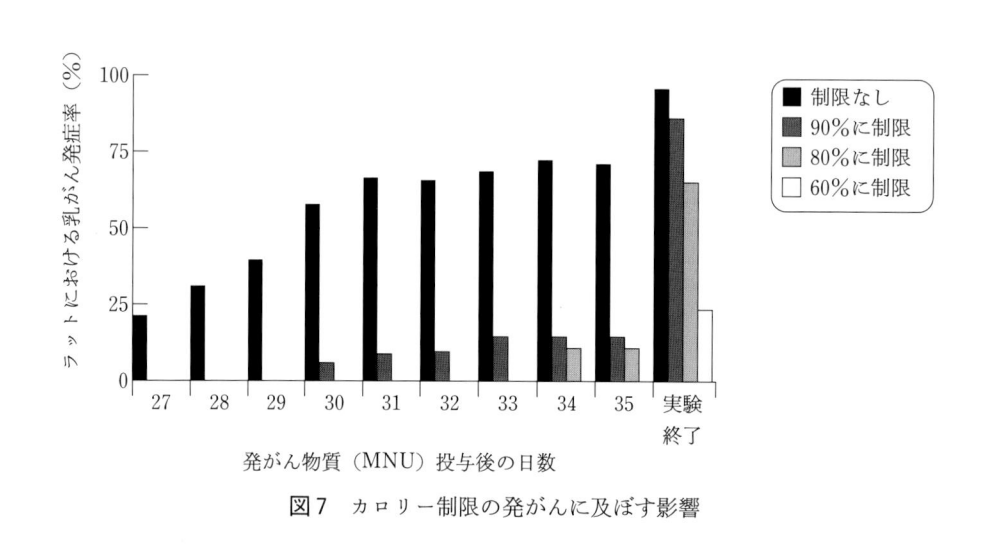

図7 カロリー制限の発がんに及ぼす影響

§2 発がんにかかわる食品中の多量の成分

　次に，食物の中に多量にあるもの，すなわち脂肪や繊維などとがんの関係についてお話します。

　実は，多量成分のほとんどに，傷のついたDNAを持っているけれどもまだがんにはなっていない細胞，あるいは1個だけできているようながん細胞をどんどん増やす作用があります。

●総摂取カロリーと発がん

　まず，大切なことは総カロリーです。カロリーの総摂取量をなるべく少なくするということが非常に大切です。カロリー摂取の目安となるものに"BMI（ボ

ディー・マス・インデックス)"があり,これは皆さんの体重を身長の二乗で割った数値です(表1)。私の場合では,体重が52 kg,身長1.52 mですから,52を身長の二乗2.31で割ります。そうするとBMIは22.5になります($52/1.52^2=22.5$)。BMIが20〜23の人のがんに罹る危険度を「1」としますと,BMIが35の人では危険度が1.5〜2.5倍に増すということが報告されています。腎臓がんや乳がん,子宮内膜がんは,この値が大きくなるとはっきりがんになる危険度が高くなるということが,世界的に認められています。

　ラットに発がん物質を投与し,カロリー制限をしたグループと,しなかったグループでの乳がんの発症率をみると(図7),制限のないものは乳がんがどんどんできてきます。カロリーを10％制限しただけでも,かなり発がんを遅らせることができます。最後(35週)にラットを解剖し詳しく調べますと,20％カロリー制限したものでもかなりの数のラットでがんがみつかりますが,それは外からの触診では分からなかったぐらいの小さながんだったのです。ですから,カロリーは制限したほうがいいことが分かります。乳がんに限らず,大腸がん,肺がん,膀胱がん,肝臓がんなど,いろいろながんとカロリーの関係が,こう

正誤表

下記の誤りがありました。お詫びして訂正いたします。

9頁

	(誤)	(正)
8行目	10兆個	60兆個
9行目	1兆個	6兆個

株式会社　医事出版社

質は特に大腸がんに対して効果的で，体内の発がん物質が吸着します。質が繊維質に吸着され,排泄されるコレステロールが代謝されてできた質は,そういうものを腸管の中にいます。

　また,消化されない繊維質は腸内細菌により発酵し,「酪酸」というものに変わります。この物質は,がん細胞が自然に死ぬように仕向けたり,あるいはがん細胞の性質を失うような方向(分化)に働きます。ですから,繊維質は意識的に取るように心掛けたほうがよいものです。

●脂肪と発がん

　一方,脂肪はたくさん取らないほうが望ましいものです。植物性・動物性を含めた総脂肪量をたくさん取ることで,がんになる確率が高まる臓器は,肺,乳腺,大腸,前立腺です。また,動物性の飽和脂肪酸の過剰な摂取により,肺,

乳腺，前立腺，大腸，子宮内膜のがんが起こりやすくなります。コレステロールの摂取が多いと，肺や膵臓にがんができやすくなります。

　日本人の脂肪の摂取量の平均は，世界的にみれば決して多いものではありません。ところが現在，日本の若い人たちは，世界的にみても動物性の脂肪をたくさん取る傾向があります。その点でも今後，日本での発がん率が高まることが予想されます。脂肪は，動物性よりも，むしろ植物性のものを多く取るように心掛けたほうが，全体のバランスとしては良い，ということです。

●食塩と発がん

　胃がんで亡くなる方が非常に多いのが，日本のがんの特徴です。胃がんを予防する一つの重要な方法は，食塩の摂取量を減らすことです。秋田では胃がんの死亡率が沖縄に比べてかなり高いことが分かっています（男性で約2.8倍，女性で3.5倍）。人が摂取した食塩量は，尿中に排泄されている量で正しく計算できます。食塩は汗からも少し外へ出ますが，尿中へ80％以上出てきます。それでみますと，秋田の男性の1日の尿中食塩量が13.4gであるのに対して，沖縄の男性では8.0gです。ですから沖縄の男性は，理想的な1日食塩摂取量である10g以下の食塩を取っているということになります。（アメリカでは，1日6gが理想的となっておりますが，日本人の食生活・習慣を考えると1日10gが現実性がある食塩量だと思います。）

§3　がん予防のために日常生活で気をつけたいこと

●紫外線と発がん

　がんにならないためには，抵抗力が非常に重要です。そうした抵抗力を低下させる身近なものに「紫外線」があります。紫外線は直接DNAに傷をつけますし，また，反応性に富んだ酸素を細胞の中で増加させ，これもDNAに傷をつけます。そのほかに抵抗力，免疫能を下げる作用があります。ですから，あまり日光に当たりすぎないように気をつける必要があります。

　こうした紫外線による作用に対して，紅茶や緑茶に予防作用があるということが分かってきました。しかし，免疫能低下に対して効果があるかどうかはまだ分かりません。ですから，紅茶や緑茶を飲めばそれでいいということではなく，まず日光に当たり過ぎないことが望ましいと思います。

　皆さんの体が持つ免疫力，抵抗力は，がんにならないために非常に重要なこ

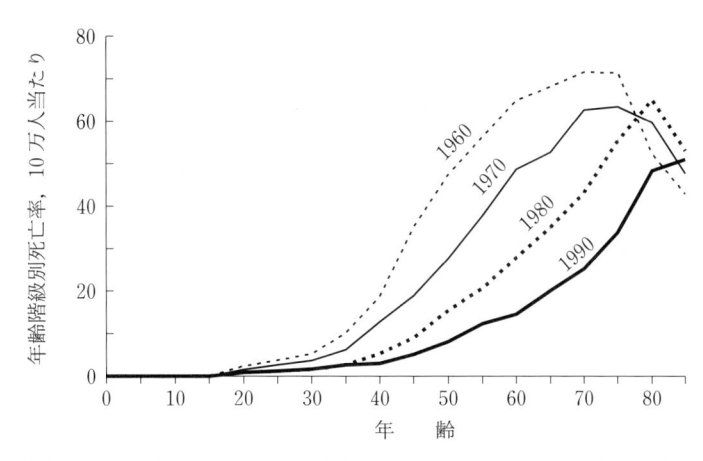

図8 10年ごとに見た世代別の子宮がんによる死亡率の推移（日本）

とです。その力をつけるには，まず十分に休息を取ることが大切です。さらに衛生や運動も重要ですが，次にそれについてお話します。

◉感染と発がん

　がんの原因として，感染や炎症も挙げられます。例えばB型肝炎ウイルス，C型肝炎ウイルスなど肝炎ウイルスに罹ると，肝臓がんになりやすくなります。対応策としてワクチンによる治療がありますが，特に日本では輸血からの感染を防ぐことが徹底し，C型肝炎ウイルスの感染数はどんどん減っています。

　また，「パピローマ・ウイルス」というものが，特に子宮頸がんに関係があることが分かっています。この感染は体を清潔にすることによってずいぶん減ってきます。実際，日本では，パピローマ・ウイルスが原因と考えられる子宮頸がんはだんだん減っておりますが，最近，若い世代で若干の増加がみられ，これは慎重に対応したほうがいいと思っております（図8）。不特定の異性との性交渉を避けることも，パピローマ・ウイルス感染の予防のためには大切になります。

　白血病もウイルスが関係し，このウイルスについては母子感染が問題となりますが，ワクチンが使えるということで，対応策は十分立てられています。

　胃潰瘍と関わるということで皆さんもお聞きになったことがあるでしょうが，「ピロリ菌」というものがあり，胃がんとの関わりも言われております。このピロリ菌に感染すると「萎縮性胃炎」が起こり，そのうちの一部の人ではがんができてくるのではないかと言われています。これも清潔にすることによって感染をかなり防げます。また，感染している人すべてが萎縮性胃炎になるわ

表2 高脂肪食と自発的な運動の肺発がんに及ぼす影響

	腫瘍誘発率（％）	マウス1匹当たりの腫瘍の数
4 NQO ＋ 高脂肪食	90	4.0
4 NQO ＋ 普通食	61	1.8
4 NQO ＋ 高脂肪食＋運動	60	1.2
4 NQO ＋ 普通食＋運動	42	1.3

マウス：IRC

けではなく，例えば日本人の40歳以上の人は，その60～70％がピロリ菌に感染していますが，このうち萎縮性胃炎になるのは20％程度です。また，若い人たちは衛生状態が良くなっていますので，感染している人はずっと減ってきています。また，例えば緑黄色野菜をたくさん食べると，カロチンなどによって萎縮性胃炎になる割合が減るということが分かってきています。

● 運動と発がん

表2に「運動」と発がんの関係を，動物実験で調べた結果を示します。マウスに肺がんができやすいように発がん物質「4 NQO」を与え，普通食のマウス群と高脂肪食群で比較しますと，高脂肪食マウスで発がん率が高くなります。この高脂肪食マウスに運動させると，普通食と同程度の発がん率となります。普通食マウスがさらに運動すると，さらに発がん率は低下します。このことで運動の重要性がお分かりかと思います。これを先程の"BMI"でみますと，普通食で運動しないマウスと，高脂肪食で運動したマウスではほとんど同じぐらいです。ですから，ちょっと脂肪を取りすぎても，よく運動すれば，ある程度脂肪の悪い効果を抑えることができるわけです。自分のBMIは簡単に知ることができますから，自分で食事と運動を調節できます。

● 喫煙と発がん

次に，喫煙がいかにがん発生に関与しているかをお話します。

日本人男性の肺がんによる死亡率を1970年，80年，90年でみますと（図9），年代を追うごとに増加しております。これは戦後，たばこを吸うようになった人の率が非常に増加したため，その世代が発がん年齢に至り，その影響が統計となって出てきていると考えられます。最近は男性の喫煙率がピーク時の半分ぐらいに減っており，したがって肺がんが増加する率は少し鈍くなってきてお

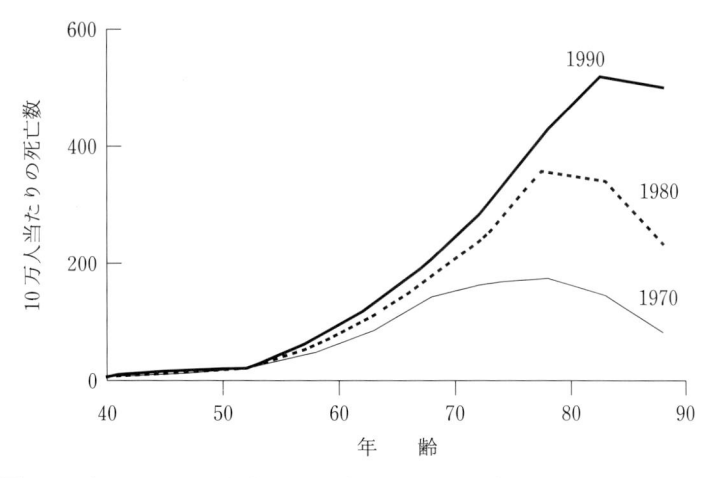

図9　10年ごとに見た世代別の肺がんによる死亡率の推移（日本，男性）

表3　喫煙とがん

毎日喫煙／非喫煙
喉頭がん ……………………………………32.5倍
肺がん ………………………………………4.4倍
食道がん ……………………………………2.2倍
膀胱がん，すい臓がん，肝がん …………1.5〜1.6倍
禁煙10年 ……肺がん ─────────→ 30〜50％減少
禁煙5年………食道がん ────────→ 50％減少
禁煙2年………膀胱がん ────────→ 50％減少

ります。米国や英国では，日本よりはるかに禁煙キャンペーンが浸透しており，肺がんの死亡率も低下してきています。

　表3に各種のがんと喫煙との関係を示します。非喫煙者に比し，毎日喫煙する人では30倍以上も喉頭がんになりやすくなります。肺がんで4倍，食道がんで2倍です。しかし，5年の禁煙で食道がんは50％減らすことができ，肺がんは10年の禁煙で30〜50％，膀胱がんでは2年の禁煙で50％減少の効果が出ます。ですから，今からでも遅くありません。禁煙に心掛けましょう。

● 野菜・果物・大豆をとる

　それでは具体的にどういう食物が積極的にがんを予防するのに良いのかですが，それは「野菜と果物」である，ということになります。大腸がん，胃がん，食道がん，乳がんなど，ほとんどすべてのがんで野菜と果物は予防効果がある

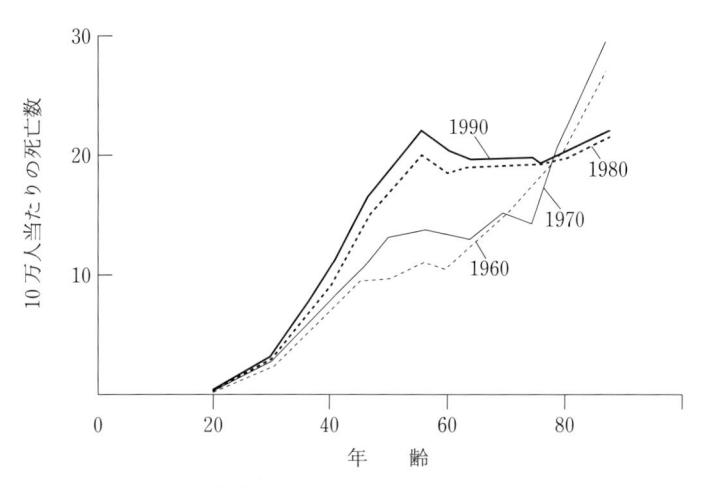

図10 10年ごとに見た世代別の乳がんによる死亡率の推移（日本，女性）

ことが分かっています。ただし，前立腺がんについては予防効果がなさそうだと言われており，また子宮がんや白血病についてはデータが少なく，まだはっきりとは言えません。

野菜や果物を取る量ですが，1日150gの野菜を食べている人の大腸がんになる率を「1」とすると，300g食べた人では0.8になるというデータがあります。胃がんの場合は，170gの人を「1」とした場合，100gという少ない摂取量の人での危険率は1.6に高まります。300gでは0.7と低くなります。アメリカのがん研究財団では，400～800gを1日に食べるといいと言っております。これを目安に，緑黄色野菜に限らずいろいろな種類の野菜や果物を食べることが望ましいのです。

また，日本は乳がんが少ないことで有名だったのですが，最近どんどん増加しています（図10）。1990年代に入ると若い人たちの乳がんがかなり増えてきております。その原因は何かというと，どうも今まで多く取っていた食品，特に大豆を食べることが少なくなったことが原因ではないかと言われております。大豆には乳がんを抑える作用があるようです。

表4に野菜に含まれている各種の成分のがん予防効果を，実験的に調べた結果を示します。焼け焦げでできる発がん物質である「PhIP」を動物に与えると約50％の動物に乳がんができますが，「大豆の胚軸」を10％餌に混ぜて与えると発がん率が35％まで低下します。また，アブラナ科の野菜に含まれる成分や，クロロフィリンという野菜に含まれる物質，また，ポリフェノールであるエラ

表4 焼けこげ中の発がん物質（PhIP）による乳がんの，野菜の成分による予防

	発がん率(％)
PhIP	54
PhIP＋10％胚軸（イソフラボンを含む）	35
PhIP	59
PhIP＋13Ｃ0.1％（アブラナ科の野菜）	35
PhIP	40
PhIP＋クロロフィリン1％	15
PhIP	40
エラグ酸0.1％（ポリフェノール）	26
茶カテキン1％（ポリフェノール）	29

グ酸やお茶に含まれるカテキンを混ぜても発がん率は抑えられます。

● がん抑制物質とその摂取方法

　このように食べ物の中には発がんを抑える物質も多数含まれていますが，そういうものとして「β（ベータ）-カロチン」というものをお聞きになった方もいらっしゃると思います。ところが，β-カロチンについては世界的に苦い経験があります。非常に多くのヒトで血清中のβ-カロチン量を測定したデータから，β-カロチンのレベルが高い人はがんになりにくく，低い人はがんになりやすいということが，かなりの確信を持って分かりました。そこで，たばこを吸っている人やアスベストにさらされた人など，肺がんになるリスクが非常に高い方々にβ-カロチンを錠剤にして，毎日30 mg 服用させました。すると，予想に反し，β-カロチンを投与しなかった人よりも肺がんがかえって増えてしまい，この介入試験は1994年に中止されました。

　たばこの中の発がん物質が体の中で代謝されDNAに付くような形に変わるためには酵素が必要ですが，β-カロチンは，肺のように酸素分圧の高い場所では発がんに関わる活性酸素をたくさん作り出したり，たばこの煙に含まれる発がん物質を代謝活性化する酵素をたくさん作るように働きかけたりする作用があるということが，つい最近になって分かってきました。

　こうした苦い経験から言えることは，β-カロチンに限らず，極端に何かをたくさん取りすぎるというのは，決して良いことではなく，お勧めできないということです。β-カロチンと関連が深い化合物は，その他にα-カロチン，カロチ

ノイドやトマトに含まれるリコピンなど300種類ぐらいあります。また，植物性油にはα-トコフェロールというものが含まれています。こういうものは適量を取れば，がんを抑制する作用があるらしいことが分かっております。それを「野菜」という食べ物のかたちで取れば，取りすぎることはないわけです。

●まとめ

　以上のことから，がんを予防するために改善できる生活習慣としては，まず禁煙があり，バランスのとれた食事をし，決して食べすぎず，適切な運動・休養を取る，ということになります。特に食べ物では，繊維質・緑黄色野菜や，乳がんをはじめとするいろいろながんを抑える作用があるらしい大豆食品（豆腐など）をたくさん取るように心掛けましょう。また，食塩は胃がんのためには減らしたほうがよく，「焦げ」など発がん物質が含まれていることがはっきりしているものは減らし，脂肪は取りすぎないようにする。また，衛生に気をつけ，感染を予防する。こうしたことががんの予防につながるということになります。

QOL（生活の質）を考えたがん治療の方法

海老原 敏
国立がんセンター東病院院長

> **海老原敏**：1964年群馬大学医学部卒。翌年より国立がんセンター病院麻酔科，頭頸部科に勤務。78年医学博士号取得。89年病棟部長，92年国立がんセンター東病院副院長，95年から同院院長に就任し，現在に至る。現在，筑波大学陽子線治療・診断研究委員会委員，放射線医学総合研究所重粒子線治療ネットワーク会議委員長，厚生省厚生科学研究費補助金がん克服戦略研究事業第7分野長，日本癌治療学会編集委員，日本頭頸部腫瘍学会理事，日本緩和医療学会常任理事，全国がん（成人病）センター協議会理事として活躍し，第17回日本頭頸部腫瘍学会会長，第2回日本緩和医療学会会長を歴任している。1999年高松宮妃がん研究基金学術賞受賞。

はじめに

　今回は，学問的な話ではなく，ごく一般的なお話をしたいと思います。

　私の時代は，6年間の大学の後，医師になる前に1年間，「インターン制度」という臨床研修の期間があり，それから国家試験を受けるというかたちになっておりました。私は医師になると同時にがんセンターに入り，それ以来現在までずっとがんセンターに在籍し，この病院しか知らないという，少し変わり種の医者です。

　私が医者になった当初は，がんというのは治らない病気でした。ですから，がんセンターという病院は，それまでいた大学病院や一般の病院に比べ，やはり病院全体として暗い印象がありました。私は「5年くらいいてがんを見落とさないだけの力をつけたら一般病院に早く抜け出したい」と思いながらも，いつの間にか35年間いるわけです。なぜこれまで続けることができたかというと，それはすべて患者さんのおかげであります。ほかの病院に行きたい時期もありましたし，がん以外の方面に行きたいこともありました。しかし，今まで

診てきたがんの患者さんを放り出して行けるのかという思いで，結局ここまで続いてしまいました．

§1　QOLとがん医療の進歩

　私は，首から上と顔の周辺にできるがんを専門としています．私が始めたころにはがんの中でも特に治療法が遅れている領域でした．それだけにむしろやりがいもありましたが，たくさんの問題を抱えておりました．

　この領域には「扁平上皮がん」という，放射線治療が比較的効きやすいタイプのがんが多くできます．また，この領域は，話をしたり，食事をしたりする日常生活に欠くことのできない組織を持っていますから，外科療法はあまり発達せず，まず放射線をかけるという治療が主体でした．現在でもこの領域の早期のがんに対しては，放射線による治療が根強く続いております．

　しかし最近，状況が少し変わってきました．私が直接治療に関連した患者さんたちに，治療後10～20年たって「放射線治療による晩期障害」というものが現れてきたのです．治療後時間を経てだんだん組織が萎縮してしまったり，あるいは組織が一部壊死になったり，場合によっては放射線により発がんするという問題が出てきたのです．

　かつては治療において，今回のお話のテーマであるQOL（Quality of Life；生活の質）を考える余地は，あまりありませんでした．とにかく治すのに精一杯で，手術を行えば機能がなくなるのであれば，それが早期のがんであれば，また機能を残すことができるのならば放射線治療でいいだろう，という選択です．一つ目のがんを治すのがやっとだった時代は，とにかくそのがんを，なるべく患者さんの持つ機能を残すようにして治そう，それだけが目標でした．

　しかし，長い間患者さんを診ていくうちに，そうした治療による障害が現実に起きてきますと，次の患者さんを治療する時には必ず「こういうことが，将来この確率で起きます」とお話しなければいけません．それと同時に，そうした障害が起こらないで済む治療法を何とか工夫しなければいけません．

　現在では，放射線療法に限らず，手術を行っても，術前と同様な機能を患者さんに残そうという方向に医療が動いております．「がん克服新10か年戦略」というのが厚生省を中心に行われており，その一分野に患者さんのQOLに関する研究が入ってくるようになりました．これは非常に大事なことだと思います．

患者さんの生活すべての質を考えられるほど，医師は全能ではありません。病気になる以前の生活の質——例えば借金に追われていたとか，隣の家の人とけんかしていたというような——までは，とても面倒見切れません。われわれができることは，せめて入院されるまでの状態に患者さんが戻ることを心掛けたい。少なくとも入院される前，がんになる前になるべく近い状態にして，社会に戻ってほしいというのが，われわれ治療医の考え方です。それが，生活の質，QOLを考えた治療法ということになります。

そこでの「生活の質」が，高いと思われるか低いと思われるかは，それぞれのお考えです。こういう会場で多くの方にお話しする時一番困るのは，皆さんそれぞれの思いでこの話に期待をされているということです。どの方にも合うような話をするほど，私は話が上手ではありません。むしろ口下手なほうです。ですから，とにかく今日は私自身が外科医であるということから，われわれ医療従事者の側が，患者さんのQOLというものをどのように考えて治療に臨んでいるのかをお伝えしたいと思います。

§2 "QOL"をどうとらえるか

さて，前置きが長くなりましたが，本題に入ります。

まず，"QOL"というものをどうとらえるかということは，いま申し上げたように，非常に難しいところです。

そもそも"QOL"という言葉は外国から導入されましたので，「生活の質」と訳しても，「さて何だろう」と難しいことになってしまいます。実際，"life"というのも「生活」なのか「生命」なのか，どちらか分かりません。しかし，一般的には「生活の質」という訳がなされております。

私自身が自分の生活を振り返ると，決してQOLが高いとは思えない。ただただ飛び回って，今朝も広島を出て，空港からこの会場に直行するような生活をしています。これで本当に生活の質が高いのかなと，いつも考えます。結局，それを高いと評価するか低いと評価するかは本人しかできません。

医療に従事するものの間でも，よく「QOLの評価法」ということが話題になりますが，結局，医療者の側が患者さんの生活の質を評価することはできないのです。これは患者さんご本人がなされるしかありません。そうした本人しかできない評価を，「客観的」に評価することはまずできません。ご自分が満足されているかどうかだけが基準だろうと思います。ですから先程も申しましたよ

うに，われわれ医療従事者がQOLに関して考えることは，せめて病気に罹る前の状態に患者さんを戻してあげたいということです。

　例えば，風邪をひいて声がかすれても，大抵は放っておいても自然に治ります。がんが普通の風邪と違うのは，放っておいても治らないという点です。喉頭がんの患者さんも声がかすれて病院に来ます。早期のもので放射線できれいに治れば，一時期ひどい声にはなりますが，だんだん元の声に戻っていきます。それが本当に治ったということです。しかし，がんがさらに進んでいると放射線治療では治らず，喉頭を取ってしまう治療を行うことがあります。現在でもそういう状態の方がいらっしゃるはずですし，そういう治療法が一般的なものです。

　もし，声がかすれてしまったということで病院に行ったら，そのような治療を受けて声がなくなってしまった。それで「はい，治りました」ということで家に戻されても，生活の環境がまったく変わってしまいます。そうならないように，なるべく元の状態に近いように治療することが，われわれ医療者の使命だと思っております。

§3　機能を温存する治療法

　私が専門としている領域のような，放射線治療が効果的ながんが多い部位はまだいいのですが，例えば胃がんや大腸がんなど，放射線が比較的効きにくいがんの場合は，外科的治療においても「機能温存」を考えていかなければなりません。そうした研究が積極的になされているのです。

　例えば，直腸がんなどを手術した場合「人工肛門」を作ることがあり，そのことは，やはり患者さんの日常生活に大きな影響を及ぼしてしまいます。これを何とかしようということで，おしりの筋肉を新しく作った肛門管の周りに巻き付け，新しく括約筋を再建する手術を行います。「肛門括約筋」というのは，普段は便を失禁しないようにキュッと締まっています。その筋肉がなくなってしまうと，自由に便を出したり止めたりのコントロールができなくなります。その筋肉そのものを再建するような治療が始まっているのです。この方法はまだ一般的ではありませんが，現実に何人かの患者さんで成功しております。皆が皆，可能なわけではありませんが，人工肛門によらずに，自然な排便ができるような方法が工夫され，そうした技術が少しずつ進歩してきています。

　また，直腸がんは放射線治療が比較的効かないがんで，従来，放射線治療は

行われていなかったのですが，術前に25回ぐらい放射線をかけると，肛門の機能を残すような手術が可能になり，人工肛門を作る率が減ります。それにより局所の再発率も低くなるという研究報告も出ております。かつては確実に「人工肛門を付ければいいじゃないか」で済まされていた治療が，そうではない，術後でも自然排便ができるような治療が考えられるようになってきています。

直腸がん以外にも，機能再建の努力がなされています。

泌尿器科の領域では，膀胱を全部取った後，自然排尿が可能な替わりの膀胱を腸で作るというようなことも行われています。

婦人科領域では，子宮がんに対して，従来のおなかを大きく開けて取る方式から，腹腔鏡という「管」を使って機械で操作し，リンパ節を郭清する方法が出てきました。それによりおなかの傷を少なくし，かつ術後の痛みが少ないような術式も工夫されてきています。これは機械の進歩と技術の進歩があいまって可能になった方法です。

乳腺のがんでは，皆さんよくご存じの，「乳房温存療法」が盛んになってきております。

このように，いろいろな工夫がされてきております。しかし，患者さんすべての方にその治療が適用になるわけではありません。今のところ，まだまだごく一部と考えていただきたいと思います。しかし，少しずつ，このような方法が技術的に可能になってきているということであります。

§4 機能温存療法の実際

こうした，患者さんを元の生活に戻すような治療を可能にするためには，がんの「早期発見」は重要なことです。しかし，「早く見つからなかったから，ある程度の機能障害はしょうがない」というのでは，これも少し寂しい話です。そこでわれわれが考えているのは，がんが少々進行していても，何とか機能を残そうということです。ここから少し写真をお見せしながらお話します。

がんの治療では，最近「化学療法（薬物療法）」の話題が多いですが，少なくとも固形がんでは，ある種のがんには「放射線療法」は極めて有効で，機能温存療法としても優れております。しかし，全体として見れば，がんを完全に治しきるには，やはり何といっても「外科療法」がその大黒柱です。その外科療法が，がんが治らなかった時代の大きな手術から一歩も進歩していないとしたら，患者さんは大変気の毒です。ですから，何とかもっと機能を残すような方

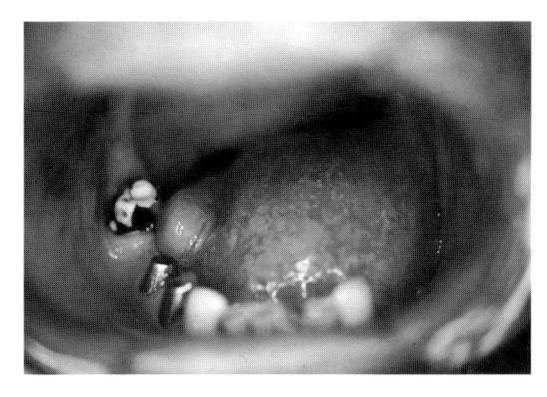

写真1　舌のがんの切除後におなかの皮膚を移植した患者

法で治そうというのが，現在われわれが考えていることです。

　写真1に示すのは，舌のがんの患者さんです。手術で舌を全部取るのではなく，「健側」と呼ぶ舌のがんではない側を少し残します。これは，ただ残すのではなく，舌を動かす神経や，味覚を感じる神経を含めて残しておきます。そこにおなかから持ってきた皮膚を移植します。舌を出そうとすると，残った舌だけが動きます。これだけでは話したり，ものを食べたりするには不十分ですが，そのわずかな舌で移植した部分も含めた全体を動かすことによって上手に話せるようになり，ものを嚙んで食べることもできるようになります。技術的にはかなり難しい手術ですが，こうしたことが可能になっています。

　会話の機能というのは非常に大事なものです。それが上手にできるということは，ものも嚙めるし，飲み込むこともうまくいくことになります。いくら歯があっても，食べ物をうまくかき混ぜて歯の上に持っていく動作ができないと，ものは嚙めないのです。飲み込む時も，「嚥下（えんげ）の第1相」といって，口にあるものをのどまで送り込まないといけません。のどから「嚥下の第2相」というのが起きて，食べ物を食道に送り込んでいくわけです。その「嚥下の第1相」という口の中のものをのどに送る機能を考えると，舌が形だけ残っていてもほとんどそれは役に立ちません。会話ができるような機能を残すことが必要です。そうした手術が可能になってきております。

　写真2は，若い時代に甲状腺がんになり，首のリンパ節の郭清を行った方です。この方は――かつてはいい治療法だったのでしょうが――，首の結核に対して放射線治療を行っております。皮膚がただれたようになっていることからそれが分かります。一般に甲状腺は放射線の被曝に弱く，それによりがんが発生しやすいと言われています。結核の治療により甲状腺がんが出たのか，もと

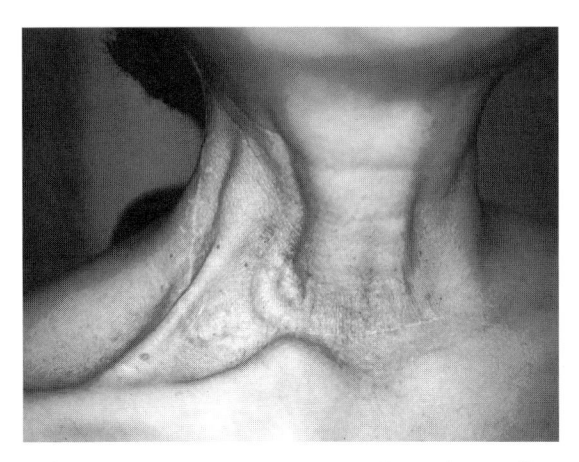

==QOL（生活の質）を考えたがん治療の方法

写真2 甲状腺がんに対してリンパ節と胸鎖乳突筋を切除した患者

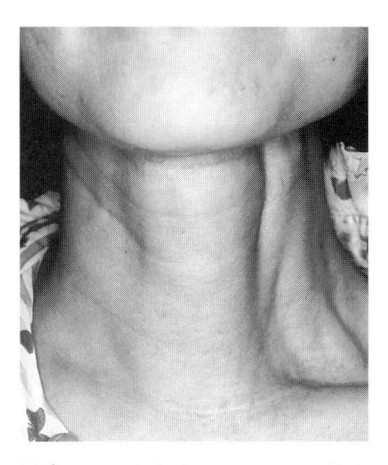

写真3 甲状腺がんに対して胸鎖乳突筋を温存したリンパ節郭清を行った患者

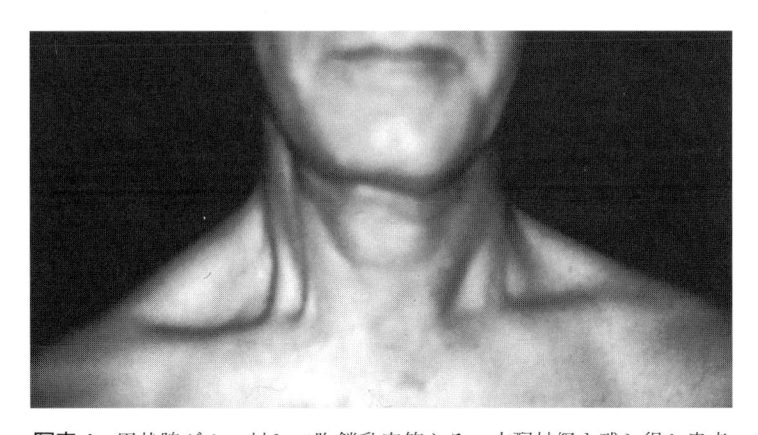

写真4 甲状腺がんに対して胸鎖乳突筋とその支配神経を残し得た患者

もと甲状腺がんがあったのかは分かりませんが，その甲状腺がんに対して根こそぎの手術を行いました。「リンパ節郭清」という根こそぎ取る手術がその時代のやり方でした。そうすると，腕の重さで鎖骨が胸骨から離れてしまい，右肩が落ちてしまっています。

こうした時代から少したって，世の中の大反対を押し切りながら，リンパ節だけ取って首の周囲のさまざまな筋肉を残す手術をしました。当初はリンパ節の取り残しが怖くて，「胸鎖乳突筋」という首で一番大きな筋肉に行く神経や血管を，全部きれいに取って手術致しました。すると最初2,3年は左右対称ですが，**写真3**に示すように，8年もたつと筋肉が萎縮し，先程の変形ほどはない

27

けれども，やはり変形が来てしまいます。

さらに時代が進み，10年ぐらい前からは神経や血管も温存し，胸鎖乳突筋を残すことができるようになりました。**写真4**はそうした手術を行った患者さんで，手術後6年たった時のものです。

このような，患者さんをなるべく元に近い形でがんを治そうという努力が，われわれだけではなく，いろいろな施設で続けられております。

§5　がんは特殊な病気ではない

かつては「不治の病」であったがんが治るようになった理由は，われわれ治療医ばかりの手柄ではなく，「早期診断」が可能になったということも大きな理由です。実際，私が医師になった時は，胃がんというのは治らない病気でした。それが治るようになったのは，早期の状態で胃がんを見つけることで，それがどのように「進行がん」にまで進んでいくのかが徐々に分かってきて，それに応じた治療ができるようになってきたからです。それにより全体の生存率も上がってきています。特に根治が難しいようながんでは，早期発見が治療成績の向上に大きく寄与しています。

その早期発見においては，内視鏡やX線の機械などの診断機器の進歩が重要な位置を占めています。とくに内視鏡は非常に精度の高い，早期の病変も見つけやすいようなものができています。かつて，X線検査でバリウムを飲むといった造影法の工夫で小さいものを見つけていた時代から，精度の高い内視鏡で見つける時代へと変わりつつあると思います。

このような状況では，今度は皆さんがどこをどう検診したらいいのか分からないということが問題になると思います。これも実際，難しいものがあります。「これだけやれば大丈夫」というのは医療者からはなかなか申し上げられません。一般論としては，比較的発がんの頻度が高い場所，早期に見つけたら見つけただけの効果のある場所について検査を行ったらいいのではないかと，私は考えています。実際，見つかっても治療が難しいがんを一所懸命に見つけても，それはあまり効率がよくないだろうと思います。ですから，早く見つければ見つけただけの効果があるものについて定期的に検診を受ける。

例えば胃がんや大腸がんは，早く見つけられれば開腹術をせずに，先ほどお話したような内視鏡的な切除で治ってしまいます。そういうがんであれば，なるべく早期に見つけたほうがいい。一般の検診でもいいですし，ご自身で病院

に行って診てもらうのもいいです。そうしたがんに対する検診は，大いに役立つだろうと思います。しかし，例えば膵臓がんは，残念なことに現時点ではなかなか治すのが難しいがんです。たまたま偶然小さいものが見つかる場合を除くと，未だに治すことができないという段階です。それを見つけるために一所懸命たびたび検診に通うというのは，どう考えても間尺に合わないことです。

　現在，亡くなる方の3.3人に1人の方が，がんで亡くなっています。がんになっても治る方がさらにたくさんいらっしゃいますから，よく考えてみると，ほとんどの人ががんになると思ったほうがいいのです。世の中の半分の人は，"いずれに"か，あるいは"既に"か，がんを経験することになっています。ですから，あまりがんを特殊な病気だと考える必要はありません。「がんにならない」ということにあまり熱心になりすぎると，がんにならないために生きているような変なことになります。私は，なるべくそういうことを意識せずに生活できるほうがいいのではないかと考えます。

　例えば私がどんなにしぶとく長生きしようとしても，せいぜい100歳ぐらいまでで，いずれ何かの原因で死にます。それでは何で死んだらいいだろうかと考える。でも「これで死にたい」というのはあまりないですね。よく「ポックリ」というけれども，そんなに運のいいことはめったにありません。やはり「何か」で死ぬわけです。そうした「何か」として考えたとき，がんはそれほど悪い病気ではありません。死ぬまで少し時間のゆとりがありますから，その間で自分でやりたいことができるかもしれない。ある日，心臓発作や脳内出血で，パッと意識がなくなるのとどちらがいいか。これもQOLと同様，人それぞれで何とも言えませんが，自分なりの人生の締めくくりができるのもいいのではないか，という考え方もできます。

　死ぬことが楽しいことかと言われると，それは楽しいことではないと思いますが，いずれ人は死ななくてはいけないことも確かであるとするならば，その原因ががんであることは必ずしもつらいことではない。

　私の考え方を押しつけるものではありませんが，そういう考え方もあると思えば，ずいぶん気が楽になる方も多いのではないかと思います。あまり苦しまないで死ねるのなら，がんで死ぬのもいいのではないかというのが，がん医療に35年間携わってきた私の感覚です。

§6 「支持療法」が意味するもの

　実は昨日,『頭頸部がんに対する機能温存療法』という題で広島で講演致しました。話した場所は「日本緩和医療学会」というところです。ここでお話したいのは,そうした名称の学会があり,「緩和医療」というものに,多くの研究者や臨床に携わる医師が努力を傾けているということです。

　もし「がんで死にたくない」と思われるとするならば,その理由の一つとして,「最後に苦しむのではないか,痛むのではないか」ということを考える方もいらっしゃると思います。「緩和医療」というのは,その対策を考える医療です。例えば,モルヒネを十分に使って痛みを取る。呼吸困難感を取る。あるいは全身倦怠感を取る。そうしたさまざまな症状を何とか緩和しようというのが,この学会の進んでいく道です。こうした努力により,今日お話したような機能を残す方法だけではなく,なるべく患者さんの苦痛を取るという方法も進んできています。

　もう一つ,「緩和ケア」と呼ばれておりますが,がん末期の時が大事にされています。私が所属する国立がんセンター東病院では,その人ががんであれば,初診の時に「がんですよ」と事実を告げることを,ほとんどの人に行っています。告知後,その新しい患者さん全員に自動的にパンフレットが渡るようになっており,そこには「精神科の医師のフォローがありますから,遠慮なく受診してください」と書かれています。告知した医師がすべてをフォローできればいいのですが,外来で大勢の人を診ていますと,手が届かないところもあります。そういう場合は精神科の医師をはじめ,さまざまな体制で患者さんをフォローするようにしております。

　こういうことを「支持療法」と言います。がんそのものに対する治療ではなく,多くの医療従事者が,がんに伴う患者さんのいろいろな不便なことに対する支持を行うのです。「緩和ケア」というのは,がん末期の最期の時に行われるものですが,こうした「支持療法」のうちのほんの一部なのです。診断時の検査の苦痛をいかに少なくするか,あるいは時間をいかに短くするか。治療も苦痛がない状態でできないか。こうした「支持療法」の研究がこれからどんどん進んでいくだろうと思います。

　そうしたことからも,もしがんになってもあまりがっかりされることではないと思います。今後ますます支持療法も進歩しますから,いろいろながんにな

らない方法を実行されて,少しでもがんになるのを引き伸ばすことができれば,仮にがんになったとしても,より進んだ支持療法を受けることができるかも知れません。

　このように考えれば,がんもそれほど怖いものではありません。どうせ治療するのならば,なるべく機能を良くするというのは非常に大事なことです。人間いずれは死ななくてはいけないということであれば,それにより苦しまないことが第一だと思います。そうした観点からもがんの医療は進歩しており,またそれが患者さんそれぞれのQOLの維持に寄与することだと思います。

Q&A

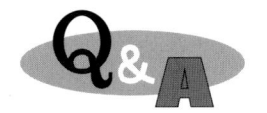

Q 友人から，最近の食品は栄養的に劣っているという理由で，健康補助食品を勧められていますが，こうした食品についてはいかがお考えでしょうか。

A 脂肪を取りすぎないとか，繊維物質を適度に取る，緑黄色野菜など野菜を特にたくさん食べる。そう心掛けますと，特に補助食品を取らなくても十分摂取できると言われております。私もそう思っておりまして，私自身は何ら補助食品というのは取っておりませんが，少なくとも現在のところは，まだがんにはなっておりません（笑）。しかし補助食品を取るのも良く，特に今日はバランスが悪いなと思う日などは，取ると良いのではないでしょうか。（長尾）

Q 今日のお話しで，がんの発生原因の中に「感染」とありましたが，これはどういうことでしょうか。

A 例えばB型肝炎ウイルスに感染すると肝炎になり，それが進行して肝がんになる場合があります。肝炎になった人だれもが全部肝がんになるわけではないのですが，がんになる確率が非常に高くなるのです。

ピロリ菌も，それに感染していない人と比べると，感染した人でがんになる確率が高くなります。どうしてピロリ菌に感染するとがんの罹患率が高まるかは，今研究しているところで，詳しいメカニズムはまだ分かっていません。

それに関連して「ピロリ菌は除菌したほうが良いのかどうか」というご質問があります。まず一つにはピロリ菌の除菌により，逆に，「逆流性食道炎」という病気になる場合があります。また，胃がんでも，ピロリ菌に感染している日本人では十二指腸に近い所にできますが，ピロリ菌の除菌により，今度は食道に近い部分にできる率が上がってくるということも言われております。また，カロチンなどを含む野菜類をたくさん食べることで，たとえピロリ菌に感染していても胃炎になる確率が低いというデータもあります。例えば現在，「萎縮性胃炎」になっている人は除菌したほうがいいかもしれません。

現在，ピロリ菌に感染している方の除菌をしたほうがいいかどうかを，除菌

するグループとしないグループとに分けて観察し，詳しく研究しようという計画が，がんセンターでも始められています。（長尾）

*

　ピロリ菌（ヘリコバクター・ピロリ）という細菌が，胃液の中，つまりものすごく強い酸性の環境で生きているということ自体，われわれにとって非常に大きな驚きでした。1980年代初めにそういう細菌がいるということが分かり，それがどうやら胃潰瘍や十二指腸潰瘍の発生に重要な役割を果たしているということが分かってきました。これはほぼ確実なことです。さらに，今お話しがありましたように，この感染により萎縮性胃炎が起き，それを放っておくと胃がんになるかもしれないという話があります。実はこれは本当のところ，まだ分からないわけです。それで，私どもは「がん克服新10ヵ年戦略」という国の研究費で，全国組織を作って研究をしております。

　ヘリコバクター・ピロリには，40歳代以上の人では約70％の方が感染しておられると思います。その感染している人の中でも，実際に胃がんになる方は極めてわずかです。ですから，その感染と胃がんとの関係を明らかにするために，除菌する人と，しないで様子だけ見ていく人とに分けて，数年後，除菌することによって本当に萎縮性胃炎の進展が抑えられるか，あるいはもっと先になって胃がんの発生が予防できるかどうかを調査する，そういう研究を行っております。まだ，そのような状況です。もし現在ヘリコバクター・ピロリに感染しているとか，あるいはその先のことが心配な方は，私どものほうにご連絡をいただければ，詳しい情報を差し上げたいと思います。（垣添）

Q　コーヒーとがんとの関係についてはいかがでしょうか。

A　豆をいりますとDNAに傷をつける物質ができますが，逆にそれを抑える物質も一緒にできてきます。コーヒーをネズミに飲ませても，がんはできません。ですから，どうもがんを抑える作用のほうが強いのではないかと現在考えています。（長尾）

Q　ワラビはどのように食べたらよろしいですか。また，コンフリーに入っている発がん物質は，油で揚げた場合はどうでしょうか。

A ワラビは先程お話ししましたように，茹でると発がん物質がかなり外へ出ます。でも少し残りますので，山盛りを毎日毎日食べるということはしないほうがいい，ということになります。

また，コンフリーに含まれる発がん性物質は壊れやすく熱にも弱いですから，揚げることで，おそらくかなり壊れていると思いますが，油で揚げた時のデータはありません。毎日毎日コンフリーを食べるということはないと思いますが，食事は楽しむということも大切です。火で調理してあって，かなりそうした物質は減っていると思いますので，たまに食べるというのであれば，楽しんでいただいていいと思います。

発がん物質あるいは抑制物質と一口に言いますが，この物質はこの臓器においてはがんを抑制する，しかし別の臓器ではそれががんを促進する，ということが，どうもあるらしいのです。両刃の剣みたいに，必ずしも一種類の作用だけではなくて違う作用も持つことが多いようです。私たちもそれを全部は知り尽くしておりませんので，何にしても「ほどほどに」ということです。具体的には，野菜だったら300～400ｇぐらい食べるといいのではないか。なるべく「ふすま」のあるものを食べるといい。そういうお話です。（長尾）

Q 日常生活でできるがん早期発見の仕方はありますか。

A 日常生活で早期発見ができれば医者は要らないので（笑），あまりそういうことは考えないほうがいいだろうと思います。口の中や乳腺，皮膚などは自分で見たり触ったりできますから，いつもと変わったものがあるかどうかぐらいのチェックはするにしても，これはがんのうちのほんの一部です。自分でやれるがんの日常生活のチェックというのは，なかなか難しいようです。（海老原）

Q 現在の治療には満足していますが，かかっている医師が高齢です。いずれ転院しなければいけないことがあるだろうと思いますが，大丈夫でしょうか。

A これは全面的に大丈夫とは言いませんが，世の中変わってきており，かつてのように「病院を替わる」と言うと，急におっかない顔で「あとの面倒は見ないぞ」なんて言う医師は，随分減ってきているはずです。ただ

私はずっとがんセンターにしかおりませんので,「いないはずである」としか言いようがない。あまりそんなことをくよくよされずに,自分がやりたいようにやられたらいいと思います。

　ただ,あまり転々と病院を替えるということは,別の意味で問題になります。何度も同じ検査を行うということになりますから,医療経済上も良くないし,患者さん自身の負担にもなります。その点は考えたほうがいいと思います。このご質問はもちろんそういう意味ではないのですが,何かの理由があって替わる時は,何も遠慮されることはないと思います。また,「セカンド・オピニオン」のような形で,別の施設の医師の助言を受けることも,積極的に行っていいことだと思います。(海老原)

Q 告知を受けたのだが,それが良かったのだろうかと思っています。何か助言をいただけますか。

A これは告知を受ける前に悩んだら良かったのではないかと思います(笑)。受けたあとで悩んでも,これはなかなか戻りません。われわれの施設でも,最初に告知を希望するかしないかを質問致しますから,その時,嫌な方は嫌とおっしゃればいい。あとから「やっぱり教えてください」と言ってもいいのですから。「聞きたくない」と言ったのを「聞きたい」には変えられるのですが,「聞きたい」と言って聞いてしまってはこれは戻しようがありませんので,あきらめていただくしかありません。(海老原)

Q 骨肉腫と言われました。良性と言われたけれど,転移するのでしょうか。

A このご質問も広い意味で告知の問題にかかわっています。「肉腫」というのはすなわち「悪性腫瘍」です。ですから診断名の聞き違いか,その医師が意識的に良性だと言ったのかのどちらかです。そのどちらかが分かりませんので,お答えのしようがないということであります。(海老原)

Q モルヒネでみんな痛みが取れるのでしょうか。全部取れる保証はないのですか。

A モルヒネだけですべての痛みが取れるわけではありません。ですから，保証はできません。しかし，8割ぐらいの人は取れる。それで取れなくても，他にいろいろな工夫をしますから随分楽にはなると思います。「100％の保証はないか」と言われると，私が明日生きている保証もないのと同じぐらいに，100％の保証はできません。しかし，医療というのは医療従事者側からだけ行われるものではありません。患者さんの側に何とか痛みを取りたい気持ちがあって，医療従事者側にもその気持ちがあり，お互いの間にいい信頼関係があれば，決してそう悲惨な最期になることはないと思う。ご安心ください。（海老原）

＊

そのほか，QOL に関する質問や，心療内科，あるいは支持療法についてなど，たくさんご質問をいただいておりますが，短時間でお答えすることはできません。とにかくそうした医療を前向きにやっておられる施設があるということです。ただ，すべての病院がそうかというと，なかなかそうもいかないというのも現実です。

Q 20年前に甲状腺の手術をしましたが，年6回ぐらい息が苦しくなる。大丈夫でしょうか。

A どのように息が苦しくなるのかご質問だけでは分かりませんが，一番考えられるのは，ホルモンの量の問題だと思います。甲状腺ホルモンは年齢とともに量が少なくても済むようになりますから，ホルモン剤を若い時と同じように飲んでいると，そのために心臓に負担がかかり，狭心症のような感じで苦しさが出る場合があります。そうだとすると，ホルモンの量を減らさなければいけません。これは悩んでいないで，とにかく受診して，ホルモンの量が適切かどうか急いで調べてください。（海老原）

Q あるがんになった後，食道がんにもなった。その時医師から「食道がんの発生は予測できたはずだ」と言われたが，いかがでしょうか。

A 咽頭がんなどの後に食道がんが出る確率が非常に高いのは確かで，咽頭がん患者のうち20％程度で食道がんが出てきます。しかし，だからといってそれが予測できたかと言われると，それがいつ出てくるかは分か

らないわけです。多くの場合は咽頭がんを診たら食道のチェックも行いますが，簡単に予測できる代物ではありません。また食道は長いですから，次にどこにがんができるかを予測するのはちょっと難しい。食道がんができやすいということは言えますが，予測というものはできません。（海老原）

Q 前立腺がんについてですが，手術以外に放射線療法等の有効な治療法は現在ありますか。

A 前立腺がんに対する局所治療として，手術療法は非常によく知られた代表的な治療です。それとほぼ同等の効果を持つものとして，放射線による治療法があります。手術療法はもちろん非常にいい方法ですが，同時に，手術後尿が漏れるなどの心配もあります。放射線治療は体を傷つけないで治療できますが，それでも何年か後に便に血が混じるとか，尿が近くなるなどの後遺症が出てくる危険性もあります。

このように治療法にはそれぞれ良い点と具合の悪い点がありますから，どちらの方法についてもよく担当の医師から説明を受け，ご自分に一番合った療法を受けられるというのがよろしいかと思います。ただ，手術療法以外にもそれと肩を並べるようなかたちで，放射線治療があるということだけは，ぜひ皆さんにお伝えしておきたいと思います。（垣添）

Q 私の知り合いで前立腺がんで亡くなった方がおりますが，その人は初期の良性の前立腺がんだから心配ないと言われていた。このことはどう思われますか。また，良性か悪性かの診断の区分けの方法がありますか。

A 良性か悪性かを見分ける方法はあります。しかし「良性の前立腺がん」というのはあり得ません。前立腺がんは悪性の病気です。

しかし，その患者さんのがんを構成する細胞が，比較的おとなしいものか非常にたちの悪いものかによって，まるで別の病気と思うぐらいの違いがあります。このことはどのがんについても言えるわけですが，とりわけ前立腺がんについては，このことが顕著に現れます。実際がんを抱えたまま10〜20年とほとんど問題なく過ごされる方もありますし，1〜2年のうちに具合の悪くなる方もあります。

つまり，悪性腫瘍であるのには変わりはないけれども，その細胞の性質によっ

て，非常におとなしいものとたちの悪いもの，あるいはその中間のものと，患者さんごとに違うのだということです。したがって，その患者さんの前立腺がんの性質によって，どういう治療すればいいかを考えなくてはいけませんし，あるいは場合によっては治療しないという判断もあり得るわけです。

　80歳の方で，小さい前立腺がんがたまたま見つかってしまったというような場合は，がんがあっても私どもは治療せず，数カ月に1回様子だけ診させていただくという判断もあります。これを無理やり治療すると，場合によっては後遺症などで，大変具合の悪いことも起こり得るわけです。がんの治療と一口に言っても，そういう非常に幅広い判断があり得る，そういうがんもあるということを知っていただければと思います。（垣添）

Q いまかかっている病院で手術をしましたが，手術方法を押しつけられた印象があります。ほかの病院へ行ってそのことを相談できないでしょうか。がんセンター中央病院で「セカンド・オピニオン」をお願いしたいときは，どこの窓口でどのように相談したらいいのでしょうか。

A 私たち国立がんセンター中央病院では，現在，「相談外来」というのを，無料で月〜金曜日の午前中に行っております。電話でがんセンターの医事科の受付へ申し込んでいただくと，何時に来てくださいとお伝えします。一人の患者さんにつき30分ぐらいかけて納得いただけるよう説明をしております。また，ご相談の内容が担当窓口の医師の専門でなければ，さらにセンター内の専門の医師に紹介して，もっと具体的に答えていただくという方法もとられます。

　また，がんセンター中央病院に既にかかっている方でも，例えば担当の医師への相談が難しいと思われる方は，この相談外来にお出でいただいてもよろしいです。（安達）

がん医療の現在（いま）2000-Ⅰ ―第6回がんについての市民公開講演会記録
国立がんセンター中央病院 がん医療サポートチーム 編

2000年6月10日　初版発行Ⓒ

著者／長尾美奈子・海老原　敏

発行所／株式会社　医事出版社
〒104-0033 東京都中央区新川1-2-8
tel 03-3555-0815　fax 03-3555-1150
印刷・製本/㈱第一印刷所

落丁・乱丁本はお取り替え致します。

Printed in Japan
ISBN 4-87066-130-6 C 2077

● 国立がんセンター中央病院　がん医療サポートチームの本 ●

[ブックレット]

がん医療の現在(いま) 2000-Ⅰ, 2000-Ⅱ

がんは予防できるの？　免疫療法は効果があるの？　現在，がんに関してはさまざまな情報が飛びかい，悩まされることが多くなっています。そんななかでがん医療・研究の第一人者が「正しいがん医療の現在」をやさしく語った「がんについての市民公開講演会」が本になりました。(2000-Ⅰ，2000-Ⅱ，各定価700円)

がん医療の現在（いま）2000-Ⅰ　―第6回 がんについての市民公開講演会記録（長尾美奈子・海老原敏／共著）

① 日常生活におけるがん予防の現実性
　　　　　　　　　　　　　　　　　長尾美奈子（前国立がんセンター研究所発がん研究部部長・東京農業大学教授）
● がんを予防するために日常生活でできることは何？　がんの成立ちや最近の発がん状況のデータを踏まえ，食事や運動，喫煙など，普段の生活で可能な，心がけたいことをお話しいただきました。

② QOL（生活の質）を考えたがん治療の方法
　　　　　　　　　　　　　　　　　海老原　敏（国立がんセンター東病院院長）
● がんに罹るのは怖い？　医療技術の進歩は，より患者の立場に立ったがん医療を実現しています。QOLを重視した「機能温存療法」の実際から，「支持療法」「緩和医療」にもふれた，がんと闘う勇気を与えてくれる講演。

がん医療の現在（いま）2000-Ⅱ　―第7回 がんについての市民公開講演会記録（津田洋幸・吉田茂昭／共著）

① 発がんとがん予防～がんはどこまで予防できるか
　　　　　　　　　　　　　　　　　津田　洋幸（国立がんセンター研究所化学療法部長）
● がんを予防するには何を食べたらいいの？　がん研究は治療のみならず予防についても多くの知見をもたらしています。話題のカテキンやラクトフェリンなど，科学的データに基づいた「がんを予防する食品」についてお話しいただきました。

② がん治療の最近の進歩～がん治療の適応と限界
　　　　　　　　　　　　　　　　　吉田　茂昭（国立がんセンター東病院副院長）
● いま，がんに対してはどのような治療が行われるの？　がん治療の進歩は，治療法に多くの選択肢をもたらしています。どのような観点で治療を選んだらいいのか。胃がん，食道がん，肝臓がんを中心に，最新の治療方法を解説。

[書籍]

がんと患者と家族と ～がん学習講演会記録 (定価2243円)

国立がんセンター中央病院内科　安達　勇　監修

がんセンター中央病院で行われた，それぞれのテーマの専門家によるがん学習講演会9講演を一冊にまとめました。がんやその治療をめぐる，さまざまな不安や疑問に答えます。患者・家族だけでなく，一般の方々にもがんの正しい知識と情報を提供する格好の「がん医療ガイド」。
●医療者とどのようにコミュニケーションをとればいいの？　●抗がん剤の治療はどのように行うの？　副作用は？　●がんによる痛みはとることができるの？　●胃がんや乳がんの術後，どのように生活すればいいの？　●化学療法中の生活は？　●ストーマにより日常生活はどうかわるの？　●ホスピスや緩和ケア，在宅医療の実際は？

最寄の書店か直接弊社へご注文ください。〔弊社に直接ご注文の場合は送料（実費）をご負担いただきます。〕

株式会社 **医事出版社**　〒104-0033 東京都中央区新川1・2・8 山京ビル　tel 03-3555-0815　fax 03-3555-1150